AF248145

Médecine Populaire

NOTIONS ÉLÉMENTAIRES

SUR LE

Fonctionnement de l'Estomac

Sain et Malade

PAR

Le Docteur Auguste D'HARDIVILLER

Licencié-ès-sciences-naturelles

Professeur à l'Ecole de Médecine d'Amiens.

PRIX : 2 FRANCS

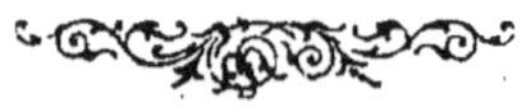

AMIENS

IMPRIMERIE YVERT ET TELLIER

Janvier 1908

Médecine Populaire

NOTIONS ÉLÉMENTAIRES

SUR LE

Fonctionnement de l'Estomac

Sain et Malade

PAR

Le Docteur Auguste D'HARDIVILLER
Licencié-ès-sciences-naturelles
Professeur à l'Ecole de Médecine d'Amiens.

PRIX : 2 FRANCS

AMIENS
IMPRIMERIE YVERT ET TELLIER

Janvier 1908

A la Mémoire de mes Parents.

A mes Maîtres de l'Université de Lille.

Hommage de Reconnaissance.

A mes Collègues d'Amiens.

Témoignage de Sympathie.

PRÉFACE

H. H.

Dans le siècle de progrès, où nous vivons aujourd'hui, on ne parle plus que de ligues, d'associations, de sociétés..... contre l'alcoolisme, la tuberculose, la mortalité infantile...... Des expositions presque permanentes, des articles de vulgarisation de la presse politique quotidienne... font pénétrer dans les masses les notions essentielles de l'hygiène.

Les veuves, les vieilles filles...., aux fortunes importantes, ne songent qu'à soulager l'humanité souffrante.

Les chirurgiens ont la noble prétention d'apporter leur tribut de bienfaisance aux malheureux malades.

Les médecins paraissent indifférents à cette grandiose évolution. Cependant, le médecin ne doit pas rester insensible à ces nobles sentiments. Il est de son devoir, s'il veut que l'art médical, continue à être considéré comme un sacerdoce, de favoriser ces idées philantrophiques, de préciser l'utilité des interventions chirurgicales, tant à la mode aujourd'hui.

M'inspirant de ces sentiments humanitaires, et

désirant participer à ces actes généreux ; j'ai pris
la résolution d'écrire, *pour le public*, de petits fas-
cicules de médecine, dans lesquels j'exposerai briè-
vement les faits précis de la Science Médicale actuelle.

Spécialisé dans les maladies du tube digestif, de
la syphilis et de la peau, je me propose de publier
successivement les résumés suivants :

1° Les fonctions de l'estomac, sain et malade ;
2° Les fonctions de l'intestin, sain et malade ;
3° Les fonctions de la peau, saine et malade ;
4° La syphilis, maladie contagieuse et curable.

25 décembre 1907.

Dr D'HARDIVILLER.

LA STRUCTURE SUCCINTE DE L'ESTOMAC

Le fonctionnement de l'estomac ne peut être bien compris qu'après une courte étude de la structure de cet organe ; aussi croyons-nous indispensable de placer ces notions de structure au début de cet exposé élémentaire de physiologie gastrique.

L'estomac est une dilatation en forme de sac, du tube digestif, intermédiaire entre l'œsophage et l'intestin, dans laquelle s'amassent et séjournent les aliments pour y subir des transformations biologiques importantes.

Cette poche digestive, d'une capacité moyenne d'un litre un quart, est située dans la partie supérieure gauche de la cavité abdominale, au-dessous du diaphragme et du foie, au-dessus de l'intestin grêle et du colon transverse, au devant du pancréas, entre la rate qui répond à son extrémité gauche, et la vésicule biliaire qui se trouve à son extrémité droite.

L'estomac a la forme d'un tronc de cône, aplati d'avant en arrière. La base arrondie répond au diaphragme ; l'axe occupe une position voisine de la verticale. L'orifice qui le fait communiquer avec l'œsophage s'appelle le *cardia* ; l'orifice par lequel il se met en rapport avec l'intestin est désigné sous le nom de *pylore*.

La surface externe de l'estomac est unie, elle est recouverte par le péritoine, qui sert en même temps à rattacher ce viscère aux organes voisins.

La surface interne de l'estomac mérite d'être étudiée avec détails. Lorsque l'estomac renferme des aliments, la surface intérieure est d'une couleur rouge. Cette teinte est due à la turgescence des vaisseaux sanguins. Dans l'état de vacuité, la partie intérieure de la poche gastrique présente une couleur d'un blanc cendré.

La surface intérieure de l'estomac est remarquable par le liquide qui en humecte toute l'étendue, par les replis qu'elle présente à l'état de vacuité, par les sillons superficiels qui la divisent en innombrables mamelons, et enfin, par les myriades d'orifices qui la transforment en un véritable crible.

Le liquide humectant la paroi interne de l'estomac, est du suc gastrique dont nous dirons plus loin l'origine.

Les nombreux plis longitudinaux et transversaux sont le résultat du resserrement de l'estomac à l'état de vacuité, aussi disparaissent-ils au moment d'une dilatation moyenne de ce viscère par les aliments.

Les sillons polygonaux qu'on observe, d'une façon constante, à la surface interne de la poche gastrique, délimitent de petits compartiments de quatre millimètres de côté, à l'intérieur desquels se trouvent de petites saillies planes formant des sortes de mamelons. A la surface de chaque mamelon, on constate à la loupe, l'existence de cent à deux cents petits trous qui ne sont autres que les orifices des canaux excréteurs des *glandes gastriques*.

La paroi de l'estomac offre une épaisseur moyenne de deux millimètres et demi. Cette paroi est constituée par l'adossement de deux feuillets ou tuniques : une *tunique musculeuse* et une *tunique muqueuse*. Ces deux tuniques sont séparées l'une de l'autre, par du tissu conjonctif, ce qui permet à la tunique muqueuse de glisser sur la tunique musculeuse et de produire les nombreux replis qu'on observe à la face interne de l'estomac, à l'état de vacuité.

La TUNIQUE MUSCULEUSE, d'une épaisseur moyenne d'un millimètre, est constituée par des éléments contractiles désignés sous le nom de *fibres musculaires lisses*. Au fur et à mesure qu'on approche de l'orifice de sortie de l'estomac, l'épaisseur de la tunique musculeuse augmente, pour atteindre deux millimètres, dans la région pylorique. Au niveau de l'orifice pylorique, cette tunique présente même une épaisseur de quatre millimètres, constituant un véritable *sphincter musculaire* s'opposant, par sa contraction à la sortie des aliments de l'estomac.

La TUNIQUE MUQUEUSE présente une épaisseur croissante du cardia au pylore ; d'un millimètre au cardia, elle atteint deux millimètres d'épaisseur au niveau de l'orifice pylorique. Cette tunique de nature conjonctive contient à son intérieur, une quantité innombrable de glandes ; aussi devrait-on la désigner sous le nom de TUNIQUE GLANDULAIRE. Les glandes de cette tunique, appelées *glandes gastriques*, possèdent, comme toutes les glandes, une cavité secrétante, et un canal excréteur. Celui-ci vient déboucher sous forme d'un petit pertuis circulaire à la surface des mamelons que nous avons signalés à la face interne de l'estomac. Comme sur une surface d'estomac, d'un millimètre carré, on peut compter de 100 à 150 orifices glandulaires ; comme, d'autre part, la surface intérieure de l'estomac est d'environ 500.000 millimètres carrés, il en résulte que l'estomac humain renferme au moins cinq millions de glandes gastriques. Ces glandes, en forme de tubes ramifiés, fournissent un produit de secrétion, désigné du nom de *suc gastrique*.

Ces notions élémentaires, sur la structure de l'estomac, nous montrent que cet organe est une poche musculo-glandulaire ou s'accumulent les aliments ingérés. A l'intérieur de ce sac, les substances alimentaires, déterminent par voie réflexe, des contractions de la tunique musculaire qui ont pour but de brasser la masse alimentaire en mélangeant les diverses parties entre elles. Ces mêmes substances alimentaires possèdent aussi la propriété, d'exciter les glandes gastriques et d'amener ainsi la production du suc gastrique. Sous l'influence des aliments absorbés, l'estomac révèle deux fonctions essentielles : la *fonction secrétoire* et la *fonction motrice*.

Ce sont ces deux fonctions que nous nous proposons d'étudier dans l'estomac sain et malade.

LES FONCTIONS SECRÉTOIRES DE L'ESTOMAC

Moyens de se procurer du suc gastrique

La structure de l'estomac nous a montré dans l'épaisseur de la tunique muqueuse, l'existence de nombreuses glandes gastriques. Ces glandes fonctionnent d'une façon identique aux glandes de la mamelle de la femme, à la période de lactation ; elles ne diffèrent que par la nature du produit de secrétion : dans l'estomac c'est du suc gastrique, dans la mamelle c'est du lait.

Le produit de secrétion de l'estomac est plus difficile à recueillir que celui de la mamelle ; il faut pour obtenir le suc gastrique employer des procédés spéciaux.

On se procure le suc gastrique chez les animaux, à l'aide de fistules gastriques obtenues de la façon suivante. Une incision faite à la région épigastrique permet d'attirer l'estomac au dehors, de l'ouvrir, de fixer sur les bords de la plaie opératoire, une canule en forme de bouton de chemise, de façon, que la plaie abdominale et la plaie stomacale soient, en quelque sorte, maintenues l'une contre l'autre, comme les deux boutonnières d'une chemise par un bouton à double tête.

Le suc gastrique recueilli à l'aide de fistules gastriques, ainsi pratiquées, est mélangé à la salive et aux aliments. Grâce à l'ingénieuse opération du Dr Pawlow, il est permis d'obtenir du suc gastrique exempt de produits étrangers. Ce physiologiste russe, pratique la division de l'estomac en deux compartiments distincts, dont l'un, dit grand estomac est destiné à recueillir les aliments, tandis que l'autre, appelé petit estomac, ne reçoit aucun aliment. Ce dernier fonctionnant comme le grand estomac, est muni d'une canule pour recueillir le suc gastrique pur.

Chez l'homme, on ne peut pas songer, pour obtenir du suc gastrique, à diviser l'estomac en deux parties, comme le fait Pawlow, chez le chien, à moins que M. le Président de la République, autorise les savants à faire cette expérience sur les condamnés à mort. Ces derniers rendraient ainsi service à l'Humanité.

Cependant, dans des cas rares, à la suite d'accidents ou d'opérations chirurgicales, des fistules gastriques ont été établies et ont ainsi permis de recueillir du suc gastrique chez l'homme. Les docteurs Cade et Latarjet, ont même eu la bonne fortune d'observer un malade, qui, à la suite d'une hernie de l'estomac, survenue dans les premières années de sa vie, présentait le petit estomac isolé de Pawlow, sur lequel ces deux médecins ont pu porter leurs investigations.

Pratiquement, pour obtenir du suc gastrique chez l'homme, on opère de la façon suivante. On donne au malade, un repas d'épreuve, ayant une composition déterminée comme qualité et quantité. On retire ce repas de l'estomac au bout d'un certain temps. L'analyse chimique du produit de la digestion stomacale permet de déduire la composition du suc gastrique chez le sujet examiné.

Causes qui produisent du suc gastrique

La secrétion du suc gastrique est intermittente, elle ne se manifeste que sous l'influence d'excitations psychiques ou locales.

Chez les chiens opérés, suivant le procédé du Dr Pawlow, il n'est pas nécessaire de faire avaler des aliments pour obtenir du suc gastrique ; il suffit de leur faire voir les aliments, de leur bander les yeux et de leur faire flairer leur pitance, d'exciter en un mot le désir de manger, pour voir, au bout de cinq minutes, le suc gastrique sortir abondamment du petit estomac.

Chez le malade des Drs Cade et Latarjet, pendant la demi-heure que le malade choisissait lui-même le menu qu'il devait manger, on recueillait une abondante secrétion de suc gastrique dans la hernie stomacale.

L'excitation psychique apparaît donc, comme un facteur essentiel de la secrétion du suc gastrique, comme l'équivalent de ce qu'on appelle vulgairement l'appétit.

On enseignait encore il y a quelques années, que la secrétion stomacale commençait, par simple action mécanique, lorsque les aliments étaient en contact avec la muqueuse gastrique. Nous venons de voir qu'il existe un suc gastrique d'appétit. Les expériences de Pawlow, nous ont de plus, montré que le contact mécanique des diverses substances ne suffit pas pour produire du suc gastrique, il faut que ces substances soient des excitants chimiques de la muqueuse de l'estomac. C'est ainsi que si l'on fait avaler aux chiens en expérience, des cailloux par exemple, il n'y a pas production de suc gastrique, tandis que, si on donne aux chiens de la viande, du bouillon, du lait, ou d'autres aliments, on obtient une abondante secrétion de suc gastrique.

Composition chimique du suc gastrique

Le suc gastrique est un liquide incolore, d'odeur fade, de saveur aigre, de réaction acide. Il est imputrescible ; il peut se conserver intact pendant dix ans, dans un flacon hermétiquement fermé.

Sa composition est la suivante. Dans 1000 grammes de suc gastrique, il y a :

Eau	992
Matières organiques .	3
Sels minéraux . . .	3
Acide chlorhydrique . .	2

1000 grammes.

Les matières organiques sont constituées par deux ferments solubles : la *pepsine* et le *labferment*.

La *pepsine*, fabriquée par les cellules des glandes gastriques, a pour origine, certaines substances alimentaires introduites dans le sang, par absorption. Les substances alimentaires qui ont la propriété de produire de la pepsine, sont dites *peptogènes*. Il est important de toujours incorporer dans notre régime alimentaire des substances peptogènes, sans cela, les glandes gastriques fournissent un suc gastrique impropre à la digestion. Le meilleur peptogène c'est le bouillon. La tradition suivie depuis des siècles, qui veut qu'on prenne un potage avant le repas, est donc scientifiquement justifiée.

Le *labferment*, désigné encore sous les noms de *présure* ou de *chymosine*, est un ferment ayant pour rôle essentiel de cailler le lait. Ce pouvoir, de coaguler le lait est considérable, puisqu'un gramme de présure peut cailler 500 litres de lait.

Chez l'enfant, jusqu'au moment du sevrage complet, il n'existe dans le suc gastrique, qu'un seul ferment : la chymosine. Au fur et à mesure que l'alimentation lactée diminue, le labferment est remplacé par la pepsine. Toutefois, le suc gastrique de l'adulte, contient encore une petite quantité de chymosine.

Les sels minéraux sont représentés par les chlorures de potasse, de soude, de chaux, et par les phosphates de chaux, de magnésie, de fer. Leur rôle dans les phénomènes chimiques de la digestion est accessoire.

L'*acide chlorhydrique*, paraît être, d'après la méthode ingénieuse des coefficients de partage du professeur Berthelot l'acide normal du suc gastrique. Il est préparé à l'intérieur des cellules des glandes gastriques, mais ne se manifeste à l'état d'acide qu'à la surface interne de la tunique muqueuse de l'estomac. Cet acide reconnaît pour origine les chlorures des aliments, car après le jeune, ou après suppression des chlorures de l'alimentation, on constate l'absence d'acide chlorhydrique dans le suc gastrique.

Composition des aliments introduits dans l'estomac ; comment ils sont accueillis par cet organe.

Le lait, les œufs, le pain, la viande, les légumes, les fruits... qui constituent notre alimentation quotidienne sont formés par l'association, en proportions diverses, des cinq parties essentiellls suivantes : *de l'eau ;* — de *substances albuminoïdes,* c'est-à-dire de substances analogues au blanc de l'œuf de poule : — *d'hydrates de carbone,* c'est-à-dire des éléments comparables à la pomme de terre ; — *de graisses* comme le beurre ; — enfin *de sels minéraux* identiques au sel de cuisine.

Les aliments en arrivant dans un estomac sain, ne produisent aucune sensation pénible, s'ils ne sont pas absorbés trop chauds ou en trop grande abondance. Si l'estomac est malade, les aliments ingérés sont douloureusement supportés. Le moment d'apparition de la douleur, dont l'intensité varie suivant la nervosité du sujet, permet de déterminer celle des deux tuniques de l'estomac qui est atteinte.

Rôle du suc gastrique

L'eau, les sels en dissolution dans l'eau, les graisses qui entrent dans la composition des aliments ingérés, ne sont pas attaqués par le suc gastrique, ces divers éléments ne font que séjourner un temps variable dans l'estomac, au bout duquel ils sont déversés dans l'intestin.

Les hydrates de carbone ont été en partie transformés en sucre par l'action de la salive buccale.

L'action commencée dans la bouche se continue dans l'estomac à l'aide de la salive avalée ; toutefois une partie des hydrates de carbone sort intacte de l'estomac.

Les substances albuminoïdes sont les seuls élémentes sur lesquels le suc gastrique agisse. Les albuminoïdes que nous ingérons sont incapables de passer dans le sang; par conséquent de nous nourrir ; pour qu'ils puissent être absorbés par les vaisseaux sanguins, pour qu'ils puissent entretenir la vie, il faut que ces albuminoïdes subissent une hydratation spéciale qui les transforme *en peptones*. Le rôle du suc gastrique est justement de transformer les albuminoïdes en peptones.

La transformation des albuminoïdes en peptones se fait sous l'influence de la pepsine et de l'acide chlorhydrique du suc gastrique. Il est aujourd'hui prouvé que dans les estomacs sains ou malades, la pepsine existe toujours en quantité suffisante pour opérer cette transformation ; en conséquence les diverses dyspepsies secrétoires reconnaîtront pour cause les déviations dans la proportion normale de l'acide chlorhydrique. Les médecins classent, en effet, les dyspepsies secrétoires en deux groupes : *le hypochlorhydriques* chez lesquels le taux d'acide chlorhydrique est notablement inférieur à deux grammes par litre ; — *les hyperchlorhydriques* chez lesquels le taux d'acide chlorhydrique est sensiblement supérieur à deux grammes par litre de suc gastrique.

L'hypochlorhydrie, maladie relativement rare avec notre alimentation actuelle, est cependant

importante à connaître et à soigner. Sous l'influence d'un suc gastrique, pauvre en acide chlorhydrique, il y a diminution de la transformation des substances albuminoïdes en peptones, par
conséquent il en résulte une cause défavorable de
nutrition.

Le traitement de l'hypochlorhydrie consiste dans
l'administration d'acide chlorhydrique au moment
des repas, ou mieux dans une alimentation ration-
nelle ayant la propriété d'augmenter la secrétion
d'acide chlorhydrique par les glandes gastriques.

L'hyperchlorhydrie, qui ne fournit point de symp-
tômes ressentis par le sujet, s'il n'existe pas
d'hypersthénie de la muqueuse stomacale, est une
maladie fréquente avec l'alimentation d'aujourd'hui.
Elle reconnaît pour cause : *l'abus* de la viande et
l'usage quotidien des boissons distillées, c'est-à-
dire des eaux-de-vie, des liqueurs et des apéritifs.

L'hyperchlorhydrie a une influence désastreuse
sur la santé. Le suc gastrique trop riche en acide
n'utilise pas tout cet acide, de sorte que le produit
de la digestion stomacale, déversé dans l'intestin,
possède une réaction acide nettement accentuée.
Or, comme dans l'intestin, la digestion ne peut se
continuer qu'en milieu alcalin, il en résulte que la
digestion est entravée, et par suite une dénutrition
générale survient ; aussi n'est-il pas rare de ren-
contrer des hyperchlorhydriques qui présentent un
amaigrissement considérable malgré la conserva-
tion et souvent même l'exagération de leur appétit.
On vit avec les aliments absorbés par le tube digestifs et non pas absolument avec les aliments ingérés
par la bouche.

D'autre part, le suc gastrique trop riche en acide, ronge la paroi de la muqueuse de l'estomac, crée *l'ulcère d'estomac*. Celui-ci, s'il n'est pas logiquement soigné, amène la mort en se compliquant ou en se transformant *en cancer*.

Le traitement classique de l'hyperchlorhydrie consiste à diminuer l'acidité des produits de la digestion stomacale, afin que l'estomac déverse dans l'intestin des aliments capables de subir l'action des ferments digestifs. Pour atteindre ce but, on a utilisé successivement les divers alcalins. On a vanté tel alcalin, blamé tel autre. Je pense que tous les alcalins sont inutiles, peut-être nuisibles.

Le grand physiologiste français Claude Bernard n'a-t-il pas démontré que, si par une fistule gastrique, on introduit dans l'estomac des alcalins en solution aqueuse, la neutralisation du suc gastrique n'est que passagère, qu'il se produit aussitôt une abondante secrétion d'un suc gastrique plus acide.

D'autre part, le professeur Bourget déclare : « qu'on ne parvient jamais à neutraliser le contenu de l'estomac pendant le cours d'une digestion, quelle que soit la dose d'alcalin employée. »

En présence de ces faits expérimentaux précis, je pense qu'il faut abandonner le traitement alcalin de l'hyperchlorhydrie, pour en adopter un autre basé sur la physiologie de l'estomac.

Il parait prouvé aujourd'hui que l'hyperchlorhydrie est un acte réflexe, ayant pour résultat une hyperactivité fonctionnelle des glandes gastriques. L'indication logique est donc de modérer l'action du système nerveux, point de départ de ce réflexe gastrique. Pour atteindre ce but il convient :

1° De diminuer les excitations locales au moyen d'un régime alimentaire convenablement choisi, donné en faible quantité, à des intervalles assez rapprochés ;

2° D'utiliser, avec modération, les médicaments qui diminuent l'excitabilité secrétoire de l'estomac.

LES FONCTIONS MOTRICES DE L'ESTOMAC

Les aliments grossièrement divisés par la masti-
cation, humectés par la salive, mélangés aux liquides ingérés, s'accumulent dans l'estomac. Dans cet
organe, les substances alimentaires sont imbibées
par le suc gastrique, fortement brassées par la
tunique musculaire de ce viscère, jusqu'à ce que
réduites, en une bouillie désignée sous le nom de
chyme, elles soient déversées dans l'intestin.

*La question primordiale qui se pose, c'est de sa-
voir comment l'estomac sain évacue son contenu.*

Les procédés d'exploration clinique dont nous
disposons aujourd'hui ont permis de résoudre cette
question d'une façon mathématique.

Il est établi, avec certitude, que l'estomac com-
prend, au point de vue moteur deux parties bien distinctes : l'une peu active, l'autre véritablement motrice. La partie supérieure de l'estomac se rétracte,
change seulement de forme, au fur et à mesure que
l'estomac se vide. La moitié inférieure de l'estomac,
celle qui correspond à la région pylorique, brasse
énergiquement les aliments, c'est elle qui représente
la véritable partie motrice de l'estomac.

Les liquides qui ne doivent pas subir l'action du
suc gastrique, sont rapidement évacués, l'évacuation commence cinq minutes après leur absorption.

La durée d'évacuation est indépendante de la quantité. Un quart de litre d'eau, un demi-litre d'eau, sont tous deux évacués au bout d'une demi-heure.

Les aliments solides s'accumulent dans l'estomac; le pylore se ferme afin de retenir la masse alimentaire le temps nécessaire à la peptonisation. Vers la troisième heure commencent les contractions énergiques de la région motrice. Ces contractions violentes ont pour résultat d'ouvrir le pylore d'une façon intermittente, pour laisser passer les aliments suffisamment digérés, — tandis que le pylore reste fermé pour les substances trop grossièrement divisées, insuffisamment fluidifiés, ou trop acides.

Lorsqu'on ingère, comme on le fait généralement, des aliments solides et une certaine quantité de liquide, les aliments solides restent leur temps normal dans l'estomac, tandis que l'eau est chassée dans l'intestin en moins d'une demi-heure.

La durée d'évacuation de l'estomac, dépend de la composition des aliments et de l'heure de leur absorption.

Les pâtes ou les farines incorporées aux liquides passent plus vite que les solides seuls. Les aliments chauds sont plus rapidement évacués que les aliments froids. Les aliments acides sont difficilement évacués ; si même l'acidité est très grande le pylore se ferme avec une énergie considérable et maintient un spasme fonctionnel pendant des heures.

En prenant un quart de litre de petit lait à huit heures du matin, il n'en reste dans l'estomac qu'un huitième de litre dix minutes après l'absorption. En prenant la même quantité de petit lait à une heure du matin, au bout de dix minutes, l'estomac n'a évacué qu'un dixième de son contenu, au lieu de la moitié lorsqu'il est absorbé à l'heure normale des repas. L'estomac est donc un organe horaire, il évacue plus vite son contenu aux heures normales des repas.

* * *

Dans un estomac sain, les aliments séjournent un temps déterminé, variant de 3 à 5 heures suivant la nature et la qualité physique des substances alimentaires ingérés. Lorsque les aliments n'y séjournent pas le temps normal, c'est qu'il existe des troubles dans les fonctions motrices de l'estomac. Ces troubles sont les suivants :

Les aliments au lieu de passer de l'estomac dans l'intestin, peuvent être rejetés de l'estomac au dehors, constituant LE VOMISSEMENT.

Dans l'évacuation de l'estomac dans l'intestin, deux cas peuvent se produire : *ou bien l'évacuation est accélérée, ou bien elle est retardée.*

Le ralentissement dans l'évacuation de l'estomac peut présenter tous les degrés. Actuellement on distingue dans l'évacuation tardive, deux stades ayant des causes distinctes. Dans le premier degré, désigné sous le nom D'ATONIE GASTRIQUE, l'estomac se laisse distendre trop fortement par les aliments, il les évacue lentement dans l'intestin, mais tôt ou tard, l'estomac se débarrasse complètement de son contenu. Dans le deuxième degré, appelé STÉNOSE PYLORIQUE, l'estomac n'arrive jamais à se vider complètement, quelque soit l'espace que l'on mette entre le repas ; alors les aliments s'accumulent dans sa cavité en y produisant *de la stase alimentaire*.

Dans l'étude des troubles moteurs de l'estomac, nous avons donc, quatre ordres de troubles distincts à passer successivement en revue :

a) Le vomissement ;

b) L'accélération de l'évacuation stomacale ;

c) L'atonie gastrique ;

d) La sténose pylorique.

a) Vomissement

Le vomissement, c'est-à-dire la projection brusque dans la bouche et au dehors des substances introduites dans l'estomac est un phénomène qui demande l'intervention de l'estomac et de divers muscles. Le mécanisme est en effet le suivant : Le pylore se ferme, le cardia s'ouvre, les muscles thoraciques se contractent sous l'influence d'inspirations violentes ; il en résulte une sorte de vide thoracique ayant pour effet d'aspirer le contenu gastrique vers le cardia. Ce contenu est violemment chassé de l'estomac par une brusque contraction du diaphragme et des muscles abdominaux.

Le vomissement est un acte réflexe, mettant en jeu des groupes musculaires distincts, exigeant par conséquent une succession régulière et coordonnée de ces muscles. Le fonctionnement harmonique de ces muscles se produit sous l'influence d'un centre nerveux situé dans le bulbe rachidien. Chaque fois que le centre nerveux est excité, le vomissement se produit. Pour connaître la pathogénie du vomissement il suffit donc de connaître les causes qui mettent en jeu ce centre nerveux. Ces causes sont nombreuses. Ce sont : soit des substances toxiques (urémie, indigestion, stase gastrique....) ; soit des excitations viscérales des filets terminaux du pneumo-gastrique (gastrite aïgue, ulcère ou cancer d'estomac, tuberculose pulmonaire....) ; soit des excitations psychiques (dégoût, émotion, hystérie.....) ; soit des lésions du système nerveux central (tumeur cérébrale, méningite....)

Le traitement varie naturellement avec la cause productrice du vomissement.

b) Accélération de l'évacuation stomacale

L'accélération de l'évacuation du contenu de l'estomac par le pylore reconnait généralement pour cause une insuffisance, c'est-à-dire une occlusion incomplète de l'orifice pylorique. Cet état béant du pylore est obtenu : soit par une dilatation atonique du pylore, soit par un épaississement de ses parois d'un tissu rigide gênant sa contractilité, soit enfin par des adhérences des parois du pylore aux organes voisins.

Lorsqu'il existe une occlusion imparfaite du pylore, les aliments insuffisamment élaborés par l'estomac, passent trop rapidement dans l'intestin et donnent la diarrhée. Il arrive même parfois que les malades sont à peine sortis de table qu'ils sont obligés d'aller à la selle et qu'ils reconnaissent dans les gardes robes des produits qu'ils ont ingérés quelques heures auparavant.

S'il s'agit d'une dilatation atonique du pylore les médicaments qui produisent un spasme musculaire amènent la guérison.

S'il s'agit d'infiltrations fibreuses chroniques u d'adhérences de l'orifice pylorique, la chirurgie devient utile, mais dans certaines limites seulement.

c) Atonie gastrique

L'atonie gastrique est due à l'insuffisance fonctionnelle de la tunique musculaire de l'estomac dans sa partie essentiellement motrice, c'est-à-dire dans la région pylorique. La fibre musculaire n'a pas de lésion histologique, il n'y a que la tonicité et la contractilité de cet élément anatomique qui soient diminuées, aussi les Américains désignent-ils cette faiblesse de la tunique musculaire sous le nom de *myasthénie gastrique.*

Les causes de cette débilité musculaire sont nombreuses. Il semble cependant qu'il faille à l'origine une débilité congénitale de la fibre musculaire stomacale, accompagnée souvent d'un relâchement de tous les organes à fibres musculaires lisses de l'économie. L'atonie gastrique serait donc une affection congénitale, qui se révèlerait et s'accentuerait, sous l'influence de causes diverses, telles que les affections déprimantes du système nerveux, les maladies aigues prolongées, les maladies cachectisantes.

Le signe capital, de cette affection, c'est la facilité avec laquelle on produit dans l'estomac un bruit de clapotis, pendant la période digestive. Dès que

la main est portée sur la paroi abdominale, on per-
çoit un bruit de glouglou caractéristique.

La nature de cette maladie, les causes qui l'ac-
centuent, suffisent à nous faire penser, qu'il faut
la traiter pendant des années, pour avoir une guérison. Celle-ci sera obtenue en réalisant les condi-
tions suivantes :

1° Relever l'état général du malade par le repos
physique et moral.

2° Prescrire un régime alimentaire scientifiquement établi au point de vue de la qualité et de la
quantité des aliments.

3° Adjoindre un traitement médicamenteux, au
traitement hygiénique, mais en sachant bien que
dans cette maladie, la polypharmacie donne de
mauvais résultats.

Quant au traitement chirurgical, il n'y a pas lieu
d'y songer, il donnerait des résultats désastreux.

d) **Sténose pylorique**

A l'état normal, l'orifice pylorique est assez large
pour y permettre le passage du petit doigt de la
main. Lorsque cet orifice n'admet plus l'introduc-
tion du petit doigt, on dit qu'il y a sténose pylorique. Le degré de rétrécissement de l'orifice pylorique est variable, allant depuis le diamétre du
petit doigt jusqu'à l'obturation complète de cet
orifice.

Les sténoses pyloriques sont produites par deux
groupes de causes distinctes : ce sont des tumeurs
calculeuses, fibreuses, ulcéreuses, cancéreuses,
syphilitiques, tuberculeuses... qui infiltrant ou com-

primant les parois de l'estomac au niveau du pylore, produisent un rétrécissement du canal pylorique ; ou bien, c'est un spasme fonctionnel, c'est-à-dire une contraction passagère du sphincter pylorique qui réalise la sténose du pylore.

Les conséquences de la sténose pylorique sont faciles à comprendre. A l'état normal au moment où le produit de la digestion stomacale est rejeté dans l'intestin, les fibres musculaires de la région pylorique de l'estomac, se contractent énergiquement, le pylore s'ouvre, le bol alimentaire est déversé dans l'intestin. Lorsque l'orifice pylorique est rétréci, l'estomac se contracte plus énergiquement pour forcer l'obstacle ; il se contracte plus longtemps, la quantité de liquide évacuée chaque fois étant moindre. Sous l'influence de cette double cause, et aussi, dans certains cas, sous l'action de la diminution graduelle et progressive de l'orifice pylorique, la tunique musculaire de l'estomac se fatigue, et ne suffit plus à sa tâche. On constate alors que l'estomac ne se vide plus de son contenu au bout de douze heures et même davantage, c'est-à-dire qu'il y a de la stase à jeun.

Le traitement de la sténose pylorique varie suivant la cause productrice.

S'il s'agit d'une sténose spasmodique le traitement médical fait merveille, c'est le triomphe de la médecine.

S'il s'agit d'une sténose cancéreuse, dont le diagnostic par un spécialiste compétent, a été fait au début de l'évolution cancéreuse, l'ablation entière de la tumeur donne au malade une survie de plusieurs années.

S'il s'agit d'une sténose, due à des tumeurs non cancéreuses, le traitement médical, bien dirigé, les guérit souvent. J'ai soigné environ quarante malades, atteints de sténose pylorique fibreuse, consécutive à une gastrite, à un ulcère,... qui ont guéri, par un traitement médical et un régime alimentaire appropriés. Je ne remets mes malades entre les mains des chirurgiens, que lorsqu'il ont suivi ce traitement rationnel pendant au moins six mois, et que pendant ce temps j'ai toujours constaté de la stase à jeun et que la stase n'a pas diminué considérablement.

Amiens, le 25 décembre 1907.

Docteur D'HARDIVILLER,
Professeur à l'Ecole de Médecine d'Amiens.

www.ingramcontent.com/pod-product-compliance
Lightning Source LLC
Chambersburg PA
CBHW071430030726

47594CB00006B/2667